四川大学华西第二医院
成都市妇女儿童中心医院　组织编写
安琪儿医疗控股集团

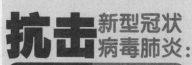

# 抗击新型冠状病毒肺炎：
## 如何保护好我们的孩子？

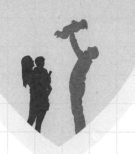

毛　萌 主编

俞　丹　罗小丽　参编
霍亭竹　熊励晶

四川大学出版社

项目策划：邱小平
责任编辑：许　奕
责任校对：周　艳
封面设计：墨创文化
责任印制：王　炜

## 图书在版编目（CIP）数据

抗击新型冠状病毒肺炎：如何保护好我们的孩子？/
毛萌主编 . — 成都：四川大学出版社，2020.2
ISBN 978-7-5690-3698-5

Ⅰ.①抗… Ⅱ.①毛… Ⅲ.①小儿疾病-日冕形病毒
-病毒病-肺炎-预防（卫生） Ⅳ.① R725.631.01

中国版本图书馆 CIP 数据核字 (2020) 第 025311 号

| | |
|---|---|
| **书名** | **抗击新型冠状病毒肺炎：如何保护好我们的孩子？** |
| | KANGJI XINXING GUANZHUANG BINGDU FEIYAN : RUHE BAOHU HAO WOMEN DE HAIZI ? |
| 主　　编 | 毛　萌 |
| 出　　版 | 四川大学出版社 |
| 地　　址 | 成都市一环路南一段 24 号 (610065) |
| 发　　行 | 四川大学出版社 |
| 书　　号 | ISBN 978-7-5690-3698-5 |
| 印前制作 | 四川胜翔数码印务设计有限公司 |
| 印　　刷 | 四川盛图彩色印刷有限公司 |
| 成品尺寸 | 142mm×210mm |
| 印　　张 | 3.25 |
| 字　　数 | 56 千字 |
| 版　　次 | 2020 年 2 月第 1 版 |
| 印　　次 | 2020 年 2 月第 2 次印刷 |
| 定　　价 | 18.00 元 |

四川大学出版社
微信公众号

《抗击新型冠状病毒肺炎：
如何保护好我们的孩子？》
编委会

主　编：毛　萌
编　者：毛　萌　俞　丹　罗小丽　霍亭竹　熊励晶
插画师：王　盼

# 作者简介

毛　萌

毛萌，四川大学华西第二医院儿科学教授、博士生导师、国务院政府特殊津贴专家。主要从事儿童早期生长与发育、儿童早期损伤与修复、儿童营养与疾病的临床工作与研究。

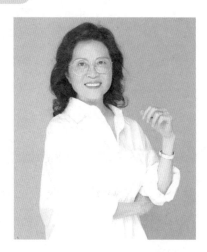

　　我国著名的儿科专家。曾任中华医学会儿科学分会副主任委员、儿童保健学组组长、全国妇幼卫生监测办公室/中国出生缺陷监测中心主任、四川大学华西第二医院院长、成都市妇女儿童中心医院院长，创建教育部妇儿疾病与出生缺陷重点实

验室并担任首任主任。现担任《中华儿科杂志》副总编辑、中华医学会儿童保健学组名誉组长、中国医疗保健国际交流促进会妇儿医疗保健分会副主任委员、安琪儿医疗控股集团COO兼总院长。

曾获"全国三八红旗手""第七届儿科卓越贡献医师""中国最美女医师"等多项荣誉称号以及"四川省五一劳动奖章"等。

## 俞 丹

俞丹，医学博士，四川大学华西第二医院儿科副教授，中华医学会儿科学分会发育行为学组青年委员，四川省遗传病预防与控制委员会委员，美国辛辛那提儿童医院/日本MILS International研究所访问学者。致力于儿童神经系统疾病、遗传代谢性疾病的临床工作与研究。

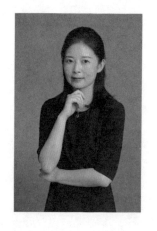

罗小丽，儿科学博士，成都市妇女儿童中心医院儿童重症医学科副主任、副主任医师。在儿童危急重症救治领域经验丰富。参与和主持多项国家、省、市课题，获市级科技进步奖1项，发表论文20余篇。

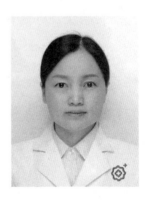

霍亭竹，成都市妇女儿童中心医院儿科主治医师，四川大学华西临床医学院儿科学硕士，四川省预防医学会儿童保健分会委员。从事儿童营养及喂养、儿童发育行为疾病的临床工作与研究，积累了较丰富的经验。

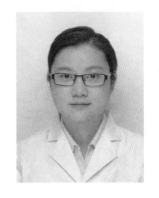

熊励晶

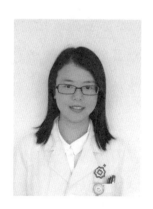

熊励晶，成都市妇女儿童中心医院儿童消化科主治医师，四川大学华西临床医学院儿科学博士，中华医学会儿科学分会消化学组青年委员、中国妇幼保健协会儿童营养专委会青年委员、中国研究型医院学会分子诊断专委会青年委员。曾于以色列施耐德儿童医学中心进修学习。专注于儿童胃肠疾病诊治及肠外肠内营养治疗。

# 序 言

当前，新型冠状病毒引发的急性呼吸道疾病流行。这个病毒被世界卫生组织（WHO）命名为"2019-nCoV"，我们国家称其为新型冠状病毒。新型冠状病毒肺炎（简称"新冠肺炎"）目前已由首发地武汉扩散到全国和部分其他国家，防控形势严峻。

国家卫生健康委员会已经将儿童和孕妇定义为易感人群，受到全社会的关注。

在这个特殊时期，如何做好各个方面的防护，让我们的孩子免于感染或者降低孩子感染的风险？一旦接触了可疑的人，如何处理？居家隔离，如何让孩子健康地生活和成长？

这些都是大家尤其是父母关心的问题。

我们都知道，病毒性传染病到目前为止没有特效药。

在这样的情况下，预防其扩散和流行，让人群减少或免于感染是最重要的措施。儿童作为需要成人保护的弱小群体，需要我们主动采取措施全方位地呵护，使其远离病毒，远离疑似人群，获得很好的照顾，让他们在这样一个特殊时期仍然能够健康成长，这些都显得特别重要。

父母需要主动学习，了解有关新型冠状病毒感染的基本常识，掌握预防和识别的基本知识。同时，照顾好孩子的日常生活，兼顾他们的心理健康，使其平安度过这个阶段。

我们组织了四川大学华西第二医院、成都市妇女儿童中心医院以及安琪儿医疗控股集团的儿科专家共同编写这本针对儿童预防的小册子，希望能够帮助到每一个家庭，为我们的父母和其他照护人提供一些有效可行的方法，更好地预防儿童新型冠状病毒感染。

感谢所有参与这项工作的专家、医生和编辑。

不忘初心，感恩前行，为祖国分忧是我们每一个人的责任。

毛 萌

2020年2月4日

# 目　录

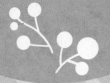

第 一 章

# 新型冠状病毒是个什么东西？

## ① 关于病毒

病毒是一种非细胞生命形态，它由一个核酸长链和蛋白质外壳构成。病毒没有自己的代谢机构，没有酶系统。因此病毒离开了宿主细胞，就成了没有任何生命活动、也不能 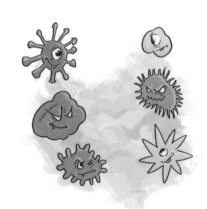 独立自我繁殖的化学物质。一旦进入宿主细胞，它就可以利用细胞中的物质和能量以及复制、转录和转译的能力，产生和它一样的新一代病毒。

病毒是存在于这个世界的生命形式，是生命世界中最庞大的一类基础生命，广义上处处有病毒，但狭义上对每个具体病毒来说，分布却是极其严格的。

病毒是绝对的寄生物种，病毒存在必定有其长期宿主。我们也只能在具体的宿主样本内发现病毒并研究病毒，如从呼吸道上皮细胞采样寻找或鉴定流感病毒，在乙肝患者的肝脏和血样中研究乙肝病毒。

跨物种感染只能是机遇性散发，不能流行。由于病毒在生命起源与进化中的普遍性，生命世界中每一物种均伴有随进化而来并以其为长期宿主的病毒群，比如，大量的研究报道蝙蝠带有一大群各种各样的病毒，当然人类作为自然界的物种之一，也同样伴有一组以人类为长期宿主的病毒群。

那么，哪些病毒可以入侵人类呢？

能入侵人类的病毒可分为两类。一类是以人类为长期宿主的病毒群，导致人类常见的流行性病毒性疾病（麻疹、天花、脊髓灰质炎、水痘等）。根据流行与发病规律，新近逐步为人们熟知的SARS病毒、埃博拉病毒、MERS病毒、Zika病毒等也应归于人类的长驻病毒群。

另一类是以临近人类的物种（鸡、狗、猪、马、羊等）为长期宿主但能跨物种感染人类的病毒群，如禽流感病毒、狂犬病病毒、汉坦病毒等。

这两类中，第一类因能与人类共处，人类普遍易感，并能人际传播，所以只有这类病毒能导致人类病毒性疫情。第二类称为外源病毒群，在其长期宿主发生疫情时（鸡瘟或猪瘟暴发时）病毒才能大量逸出而机遇性跨物种感染人类。

这两类病毒数量有限，是目前临床上常见的病毒性疾病的病原体。冠状病毒属于前一类。

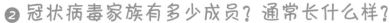

**❷ 冠状病毒家族有多少成员？通常长什么样？**

（1）冠状病毒是一个大型病毒家族，因其形态在电镜下观察类似王冠而得名，主要引起呼吸系统疾病。

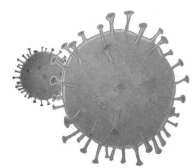

目前从人分离的冠状病毒主要有普通冠状病毒229E、OC43和SARS病毒三个型别。已知感染人的冠状病毒有6种：229E、NL63、OC43、HKU1、中东呼吸综合征相关冠状病毒（MERSr-CoV）、严重急性呼吸综合征相关冠状病毒（SARSr-CoV）。

（2）新型冠状病毒是什么样的？为什么说是新型冠状病毒？

此次从武汉市不明原因肺炎患者下呼吸道分离出来的冠状病毒为一种从未在人类中发现的新型冠状病毒，WHO命名为2019-nCoV。这是目前发现的第7种能感染人的冠状病毒，隶属于冠状病毒科β冠状病毒属，为有包膜的单股正链RNA病毒，直径为60~140nm，呈球形或椭圆形，具有多形性。研究显示，2019-nCoV全基因核苷酸序列与蝙蝠SARS冠状病毒（bat-SL-CoVZC45）的一致性高达86.9%~89%。新型冠状病毒与SARS病毒、MERS病毒是同属于冠状病毒大家族的"兄弟姐妹"，属于不同的亚群分支，病毒基因序列有差异。

（3）新型冠状病毒是从哪里来的？

很多野生动物都可能携带病原体。蝙蝠、竹鼠、獾等是冠状病毒的常见宿主。

本次武汉市的病毒性肺炎疫情暴发，与当年广东暴发的"非典"疫情有很多相似之处：都起源于人与动物市场交易的鲜活动物接触，而且都是由未知的冠状病毒导致。

所以不要吃未经检疫的野生动物、生鲜等食品，尽量避免前往售卖活体动物（禽类、海产品、野生动物等）的市场尤为重要。

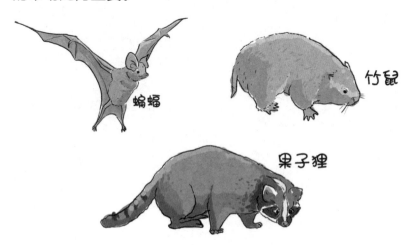

蝙蝠

竹鼠

果子狸

新型冠状病毒、SARS-CoV都为蝙蝠中的冠状病毒HKU9-1，而许多与冠状病毒有联系的人类感染冠状病毒都和蝙蝠有关，因此推测武汉新型冠状病毒的自然宿主可能是蝙蝠。

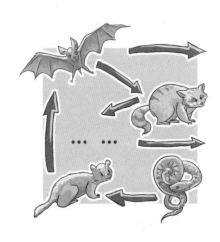

其经过演化变异，完成了蝙蝠—中间宿主—人的传播。

现在还没有证据证明，家养宠物会被新型冠状病毒感染，但要做好检疫，打好疫苗。与宠物接触后，用肥皂和流动水洗手可显著减少其他常见细菌在宠物和人之间的传播，如大肠埃希菌（大肠杆菌）。但如果宠物在外面明确接触到新型冠状病毒肺炎患者，谨慎起见，将宠物进行隔离观察。但家养宠物的人

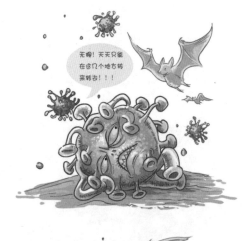

不用太担心,更不要随便遗弃宠物。

### ❸ 新型冠状病毒是怎样感染人类的?

病毒要感染细胞,细胞表面就需要有相应的受体。比如艾滋病病毒(HIV)的常见受体是CD4蛋白,通常在血液里免疫细胞的表面,所以HIV可以通过血液传播,而不会通过空气、接触等传播。与严重急性呼吸综合征冠状病毒(SARS-CoV)相同,2019-nCov通过细胞受体——血管紧张素转化酶2(ACE2)进入宿主细胞。这意味着病毒要感染人类,首先得接触到有这种酶的细胞,完成受体结合,而人体恰好有不少这种细胞就暴露在空气中。比如黏膜,在我们的嘴唇、眼皮、鼻腔和口腔都有大量的黏膜细胞。当病毒以各种方式接触到我们的黏膜细胞时,感染就开始了。每个感染的细胞都会产生成千上万的病毒颗粒,蔓延到气管、支气管,最终到达肺泡,引发肺炎。

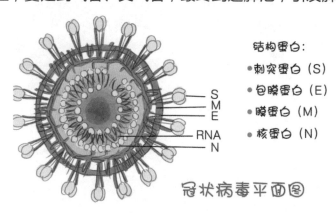

冠状病毒平面图

结构蛋白:
* 刺突蛋白(S)
* 包膜蛋白(E)
* 膜蛋白(M)
* 核蛋白(N)

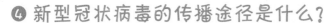

## ❹ 新型冠状病毒的传播途径是什么？

由于冠状病毒发生抗原性变异产生了新型冠状病毒，人群缺少对变异病毒株的免疫力，而且目前没有合适的药物以及对应的疫苗，所以引起新型冠状病毒肺炎的流行。

病毒初期可能从野生动物到人类，现在逐步开始适应在人类身上生存，并进入人传人的时期，而且事实证明传染性很强。

新型冠状病毒感染人体后又是怎样传播的呢？

先来看看唾液是如何"飞出去"的。

感染了的人，其唾液腺分泌的唾液会包裹着病毒，随着打喷嚏和咳嗽传播到空气中，接触其他人的黏膜。一个喷嚏可以喷出10000粒以上的飞沫，最远传到8米以外。

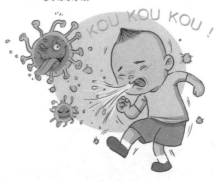

然后是咳嗽，可产生1000~2000粒飞沫，最远传到6米。即便是平静地说话，每分钟也大概产生500粒飞沫。

所以新型冠状病毒可能主要是通过飞沫传播。

此外还有接触传播。

但最新的研究数据表明，2019-nCov要通过细胞受体——血管紧张素转化酶2（ACE2）才能进入宿主细胞，ACE2不仅在Ⅱ型肺泡上皮细胞（AT2细胞）、

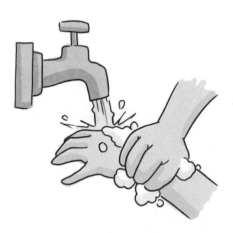

食道上皮和复层上皮细胞中高表达，而且在回肠和结肠的吸收性肠上皮细胞中也高表达。这些研究结果表明，和呼吸系统一样，消化系统也是2019-nCov感染的潜在路径。确实有些新型冠状病毒感染的肺炎患者粪便中也检测出2019-nCoV核酸阳性，提示可能粪便中有活病毒存在。如果带有2019-nCoV的大便污染了手或者食物，那么就可能病从口入，导致传染给其他人。所以洗手是切断消化道传播最简单易行的方法。而且需要加强对患者粪便的处理。

总结一下新型冠状病毒传播的途径：

（1）通过咳嗽或打喷嚏在空气中传播（最主要的方

式）。

（2）在没有安全防护的情况下与患者密切接触。

（3）触摸到被污染的物体表面，然后用被污染的手触碰嘴巴、鼻子或眼睛等。

（4）接近携带病毒的动物或食用未经烹饪或未煮熟的含有病毒的肉类或动物制品。

（5）对于粪—口传播，要提高警惕。

**因此戴口罩、勤洗手（流动的水）是关键。**

## ❺ 病毒的存活时间

对于新型冠状病毒导致的呼吸道疾病，最普遍的是飞沫传播。除了戴口罩，洗手也非常非常重要，因为手上可能有活着的冠状病毒。以SARS病毒为例，其在玻璃、塑料、金属上可以存活至少2天，它们会随着飞沫留在各种地方，而手很有可能摸到。揉眼睛、抓鼻子的时候，病毒就会接触到黏膜细胞，完成感染。

病毒在不同温度、不同湿度的空气中，存活时间是不一样的。

温度：温度越高，病毒越难存活，56℃30分钟即可使病毒全部灭活。但在冬季，病毒在体外存活的时间会更长。

湿度：潮湿的空气中，病毒比较容易落在物体表面和地面上，但在干燥的空气中，更容易在空气中飘浮。在干燥的空气中，新型冠状病毒存活时间为48小时，在空气中存在2小时以后，它的活性就明显下降。

病毒对干燥、日光、紫外线等很敏感。冠状病毒暴露在实际的外界环境中也存活不久。但晒太阳、洗热水澡、蒸桑拿、吹热空调、开足暖气等方式，升高的温度达不到这个条件，也就不可能达到环境灭活病毒的效果。

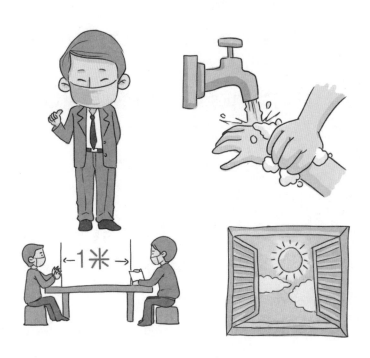

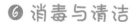
### ⑥ 消毒与清洁

含氯消毒剂、酒精、碘伏、过氧化物类等多种消毒剂可杀灭该病毒。

（1）皮肤消毒：可选用75%乙醇（酒精）和碘伏等。

（2）做好物体表面的清洁消毒。应当保持环境整洁卫生，每天定期消毒。近日广州疾控中心在铁门门把手上发现新型冠状病毒的踪迹，需要引起重视。洗手后，用消毒湿巾擦拭清洁手机。对高频接触的物体表面，如键盘、鼠标、扶手、门把手、开关等，可用250～500mg/L的含氯消毒剂进行喷洒或擦拭，也可采用消毒湿巾进行擦拭。

（3）餐（饮）具的消毒。清洗后，煮沸或流通蒸汽消毒15分钟；采用热力消毒柜等消毒方式；采用250mg/L的含氯消毒剂，浸泡消毒30分钟，消毒后应将残留消毒剂冲净。

（4）保持衣服、被褥等纺织物清洁。可定期洗涤、消毒处理。可用流通蒸汽或煮沸消毒30分钟，或先用500mg/L的含氯消毒剂浸泡30分钟，然后常规清洗。

（5）卫生洁具可用500mg/L的含氯消毒剂浸泡或擦

拭消毒，30分钟后，清水冲洗干净，晾干待用。

（6）上完厕所后，为防止马桶内的水喷溅出来，应该盖上盖子再按冲厕键，并定时对马桶盖进行冲洗。厕所做好通风，对患者使用过的厕所、马桶进行消毒，洒消毒粉或喷消毒液都可以。

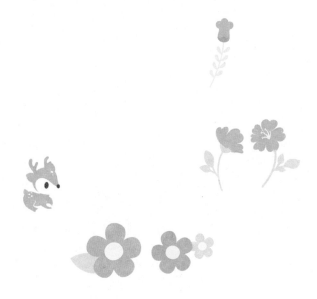

第 二 章

# 儿童新型冠状病毒肺炎（2019-nCoV肺炎）

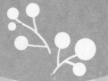

## ❶ 儿童免疫力的特点

很早以前，人们就注意到传染性疾病患者痊愈后，对该病就有了不同程度的免疫力。因此，在相当长的时期，免疫就是指免除瘟疫，换句话说，是指对传染因子的再次感染有抵抗力，是机体在初次感染后对该传染因子产生了免疫应答的结果。

在医学上，免疫（immunity）是指机体接触抗原性异物的一种生理反应。

那么，简单地说，现代免疫学定义是什么呢？免疫是指机体针对外源物质的一种反应，其作用是识别和排除抗原性异物，以维持机体的生理平衡。其通常对机体是有利的，在某些条件下也可以是有害的，这也是免疫功能对机体作用的双重性。

（1）我们来给大家简单通俗地讲一讲人体的免疫系统。

人体的免疫系统由免疫器官、免疫组织、免疫细胞及免疫分子组成。

免疫器官可分为中枢免疫器官和外周免疫器官。中枢免疫器官由骨髓和胸腺组成，是免疫细胞发生、分化、发育和成熟的场所。骨髓负责B淋巴细胞的发育、分化和成熟，胸腺是T淋巴细胞发育、分化和成熟的场所。外周免疫器官由淋巴结、脾、黏膜免疫系统等组成，是成熟的B淋巴细胞和T淋巴细胞定居的场所，也是发生免疫应答的部位。

免疫组织还包括皮肤与黏膜物理屏障，由致密上皮细胞组成的皮肤和黏膜组织具有机械屏障作用，可阻挡病原体侵入。化学屏障，指皮肤黏膜分泌物中含有多种杀菌、抑菌物质，如胃酸、唾液等。微生物屏障，指寄居在皮肤黏膜的正常菌群，可通过与病原体竞争或分泌某些杀菌物质对病原体产生抵御作用。其他还有胎盘屏障和血脑屏障。

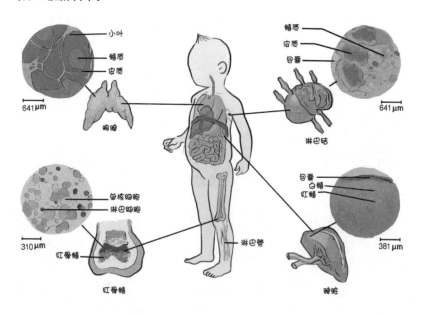

免疫细胞包括淋巴细胞、单核吞噬细胞、中性粒细胞、嗜碱性粒细胞、嗜酸性粒细胞、肥大细胞、血小板（因为血小板里有IgG）等。

免疫分子主要由抗体、溶菌酶、补体、免疫球蛋白、干扰素、白细胞介素、肿瘤坏死因子等细胞因子组成。

机体针对病原体发生的免疫应答反应分为两种。天然免疫应答是机体在种系发育和进化过程中形成的免疫防御功能，是先天获得、出生后就具备的，作用范围广，不针对特定的抗原，不能形成免疫记忆。获得性免疫只针对一种病原体。它是人体经后天感染或预防接种（菌苗、疫苗、类毒素、免疫球蛋白等）而使机体获得的抵抗感染能力。一般是在微生物等抗原物质刺激后才形成的(免疫球蛋白、免疫淋巴细胞)，并能与该抗原起特异性反应。

当细菌或病毒入侵人体时，人体的免疫细胞立刻识别出"侵略者"，并且全力以赴消灭它。在这场战役中，巨噬细胞是人体抗击病原体的第一道防线。巨噬细胞冲锋在前努力杀灭病原体的同时，也会产生一些炎症因子，直接或间接破坏和损伤人体的细胞和组织。此时，人体开始出现临床症状，最常见的是发热、无力、咳嗽、喘气、腹泻，有的患者还可以出现腹胀、肝功能不好、肾功能不全、脑功能不全等。

现在可以告诉大家，这种炎症反应的程度决定了感染性疾病的严重程度。如果炎症反应强烈，达到一定程度，各个器官功能出现问题，就是重症患者。如果炎症反应极其严重，器官功能衰竭，死亡的可能性就明显增加。大部分人的免疫细胞（特别是巨噬细胞）反应不会如此强烈，产生的炎症因子适度，不但消灭了病原体，症状也可控，这部分患者就是轻症患者。如果炎症反应不引起发热等临床表现，这就是我们说的隐性感染，不容易被发现。

经过一次感染后，无论是隐性感染还是有症状的患者，只要能够存活下来，就能够产生对这种病原体的抵抗力，比如产生特异性抗体，避免再次被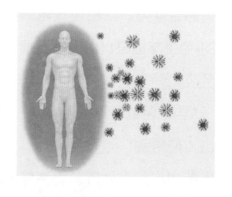这种病原体感染。因此，实际的情况是，一次隐性感染就达到了接种疫苗的作用，产生了免疫。不同的是，隐性感染因无症状，又是病原体携带者，容易造成病原体的传播。

（2）现在我们可以来进一步了解一下人体的免疫系统是如何发育的，小儿免疫状况与成人是否相同，在胎儿期、婴儿期和儿童期各有什么特点。

胎儿期：免疫系统是在无菌和受保护的环境中发育的，缺乏抗原暴露经历，并且要与母亲的免疫系统共存。

婴儿期：出生后不久，新生儿即开始暴露于细菌、病毒、真菌和寄生虫的"敌对环境"，必须立即开始保护自己。在出生后3个月内，随着获得性免疫相关细胞的成熟和抗原暴露增加，婴儿的免疫力迅速发展，进入免疫适宜阶段。

母乳喂养的婴儿获得母乳中的许多抗微生物的成分，可帮助预防某些急性感染。母乳中含有的与免疫相关的成分不仅可以帮助婴儿抵御许多感染，还可刺激婴儿免疫系统的发育，形成很好的免疫适宜。

但婴儿期免疫系统还没有发育好，总体能力较弱，因此，非常小的婴儿与较大的婴儿相比，更易罹患严重细菌感染及一些病毒和真菌感染。

新生儿和小婴儿针对微生物抗原和一些疫苗产生抗体

的能力有限。在宫内，孕20周之前，胎儿血清免疫球蛋白浓度都处于极低水平(低于100mg/dL)。新生儿血清免疫球蛋白大多数是在妊娠晚期通过胎盘转移而来的母体IgG。出生时，新生儿血清IgG水平等于或略高于母亲血清IgG水平，因为其体内同时含有自体产生的和来自母亲的免疫球蛋白。新生儿IgG水平出生后逐渐下降，至3月龄时降至约400mg/dL，之后随着婴儿自身IgG合成而逐步增加，3~6月龄的低IgG被称作婴儿生理性低丙种球蛋白血症。婴儿期IgG、IgA水平在1岁之前逐渐增加。可见随着年龄增长，特异性细胞和体液免疫功能逐步完善，在6岁左右基本达到正常成人水平。

虽然儿童期机体免疫功能发育是不成熟的，理论上，儿童更容易感染2019-nCoV，但是根据目前的流行病学数据，2019-nCoV对于儿童等年纪小的人来说，感染率比较低，究其原因，可能是儿童接触2019-nCoV的机会少，特别是这次新型冠状病毒肺炎最早的源头是武汉市海鲜市场，儿童少有去市场，而且活动范围较成人小，因此接触病原体的机会也少。目前还没有病毒不易感染儿童这方面的数据支持。但对于免疫功能发育不成熟的儿童，我们更要积极预防。家长们不能掉以轻心，应积极防控2019-nCoV感染。

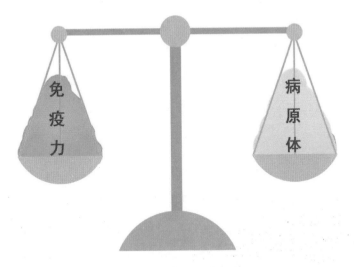

## ❷ 新型冠状病毒会感染儿童吗？

人群对2019-nCoV有普遍易感性。2019-nCoV也会感染儿童。

2019年12月8日发现首例来自武汉市有野生动物交易的华南海鲜市场的患者，随后出现局部疫情暴发，伴随中国春节期间的"春运"大潮，疫情很快播散至全国和世界各地。截至2020年2月4日上午8时，全国累计确诊病例20438例。

从现有患者群看，无明显性别差异，有基础疾病或60岁以上老年人为危重症和死亡的高危人群。据全国各地报道已陆续发现多例儿童感染病例，暂无儿童死亡病例报告。国家卫健委已经将儿童列入易感人群，其属于需严加预防的群体。

本病有明显的家庭聚集性，发病前有明确的武汉市感染家庭聚集史。到目前为止，武汉市有多例确诊产妇在患病期间分娩，尚不能确定是否存在2019-nCoV的母婴传播。随着本次疫情的发展和更多的病原学检测的开展，儿童确诊病例数将会逐渐增多。

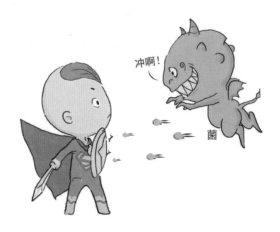

❸ 儿童新型冠状病毒肺炎的传播途径有何特点？

儿童2019-nCoV肺炎的传播途径和成人相似，最初可能来源于动物，目前已经发现可以人传人。

我们前面已经给大家讲过主要的传播途径。

其中最主要、最重要的传播途径是呼吸道飞沫。当你近距离接触病毒感染的患者或虽然有病毒感染但自身没有任何症状的感染者时，他们咳嗽或打喷嚏所形成的带有新型冠状病毒的飞沫被你接触到了后就极易感染。

其次，虽然你没有近距离接触疑似感染者，但当你不小心吸入了空气中携带有病毒的气溶胶颗粒时也可以造成中距离的感染，这就是戴口罩的重要理由。当然，还有一种情况就是带有病毒的飞沫可吸附于各种物体表面。举个简单的例子，当我们的孩子在游乐场所玩耍的时候，带有病毒的玩具污染孩子的手，被污染的手又去接触口鼻部或眼结膜后经黏膜途径造成感染。目前认为粪—口途径不能排除，需要注意。

是不是有一点防不胜防的感觉？所以，不要让孩子去人员密集、流动性大的场所，减少感染的机会。当然，保证环境的清洁和通风，保持良好的呼吸道卫生习惯，咳嗽和打喷嚏时，用纸巾、毛巾遮住口鼻，咳嗽和打喷嚏后洗手，避免用手触摸，养成勤洗手的好习惯也相当重要。

❹ 儿童感染新型冠状病毒后有什么临床症状？

就目前报道的病例进行分析，潜伏期最短为1天，最长为14天，多为3~7天。

目前大多数儿童确诊病例为轻症感染。感染发病后多

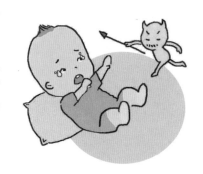

有低到中度发热，也可出现高热，可达39℃以上，体温多在1～4天恢复正常，也有发热持续1周的报道。全身症状相对重，主要表现为乏力、头痛、肌肉酸痛，呼吸道症状相对轻，有咽痛、干咳等。年龄小的孩子还可以伴有恶心、呕吐或腹泻等消化道症状，多在病程初期出现，一般在1周内消失。轻症患儿仅表现为低热、轻微乏力、轻咳等上呼吸道感染样症状，可以不伴有肺炎表现或者肺炎表现轻。

如果我们去医院就诊，通常情况下医生会建议做常规检查。目前发现，外周血血常规检查结果大多正常，白细胞总数正常或降低，C反应蛋白一般也正常或有一过性轻度增高。呼吸道症状明显、医生听诊有明确的呼吸音变化的患者，往往还需要做肺部的胸片和CT检查，肺部影像学可有轻度肺纹理增强，或有磨玻璃样改变，严重者双肺伴有大片的实变，胸膜腔积液少见，确诊还需要对鼻咽拭子、痰、下呼吸道分泌物、血液、粪便等标本进行新型冠状病毒核酸检测或基因测序，如果检测结果呈阳性，就可以诊断了。

目前尚无儿童危重症病例报道。成人的重症患者，多在发病1周后出现呼吸困难和/或低氧血症，严重者快速进展为急性呼吸窘迫综合征（ARDS）、脓毒症休克、难以纠正的代谢性酸中毒和出凝血功能障碍。值得注意

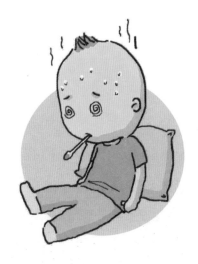

的是，重症、危重症患者病程中可为中低热，甚至无明显发热，也就是说，不发热也不能排除新型冠状病毒感染。

❺ 儿童新型冠状病毒肺炎有哪些临床类型？

根据现有为数不多的儿童感染病例的临床表现特点，提出如下临床类型：

（1）无症状或亚临床感染：患者无任何临床症状，往往有与疑似或确诊患者密切接触的流行病学史。部分患者肺部CT可发现间质性病变，为亚临床型。

（2）轻症感染：主要有急性上呼吸道感染样表现，包括发热、乏力、咳嗽、流涕及打喷嚏等症状，体检可

见咽部充血，肺部无阳性体征。部分患儿可无发热，或伴有恶心、呕吐、腹痛及腹泻等消化道症状。

（3）普通型肺炎：常有发热和咳嗽，最初多为干咳，后为痰咳，部分可出现喘息，但无明显呼吸急促等缺氧表现，肺部可闻及痰鸣音、干啰音和/或湿啰音。

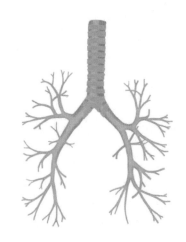

（4）重症肺炎：早期有发热和咳嗽等呼吸道症状，可伴腹泻等消化道症状，常在1周后病情进展，出现呼吸困难，有中心性发绀或者不吸氧情况下$SpO_2 < 92\%$等缺氧表现。危重症患者可快速进展为急性呼吸窘迫综合征或呼吸衰竭，还可出现休克、脑病、心肌损伤或心力衰竭、凝血功能障碍及肾损伤等多器官功能障碍，可危及生命。

## ⑥ 如何确诊感染了新型冠状病毒？

在了解儿童新型冠状病毒感染的传播途径和感染后的临床表现后，我们怎么确定孩子是否有新型冠状病毒感染呢？

首先，必须接触2019-nCoV感染的患者或无症状感染者，换句话说，要有较明确的流行病学史，包括：

（1）发病前14天内有武汉市及周边地区，或其他有病例报告社区的旅行史或居住史。

（2）发病前14天内接触过来自武汉市及周边地区，或来自有病例报告社区的发热或有呼吸道症状的患者。

（3）聚集性发病。

（4）与2019-nCoV感染者有接触史。这里的2019-nCoV感染者是指病原核酸检测阳性者。

在明确流行病学史的基础上，出现发热和/或呼吸道症状，如鼻塞、流涕、咽痛等，外周血血常规提示发病早期白细胞总数正常或降低，或淋巴细胞计数减少，同时具有肺炎影像学特征，就可以考虑为疑似病例，进行隔离治疗。

一旦考虑为疑似病例，采集呼吸道标本或血液标本实时荧光RT-PCR检测2019-nCoV核酸阳性，或呼吸道标本、血液标本病毒基因测序，与已知的2019-nCoV高度同源就可以确诊了。

## ❼ 为什么感染后有的孩子病情轻，有的孩子病情重？

流行性感冒、儿童手足口病、当下正在流行的新型冠状病毒肺炎……这些感染性疾病威胁到我们的生命，给我们的日常生活、工作带来很大的影响，给国家的经济也带来影响，社会负担很重。

感染后的患者病情严重程度完全不一样，有轻有重。大多数感染者表现为轻症，更有无数感染了病毒的人没有症状，是隐性感染者，给社会带来隐患。因为这部分人没有症状，但有传染性。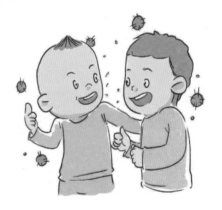

不同的感染性疾病病死率是不同的。儿童手足口病的病死率为万分之二左右，SARS大约为11%，而本次新型冠状病毒肺炎目前的资料显示为2%~4%。目前认为，正在流行的新型冠状病毒肺炎与SARS比较，潜伏期较长，毒力要小一些，传播力更强，临床上看到总体病情较轻，病死率也比SARS低。目前的资料也显示儿童可以发病，但发病率较低，目前尚无重症儿。

影响感染性疾病的严重程度、发生发展和结局的是病原体，比如新型冠状病毒和人体自身的内在因素，尤其是人体的免疫细胞，二者相互作用，决定临床表现。

（1）病原体的毒力：病原体入侵人体细胞、规避人体免疫细胞的能力叫作毒力。毒力攻击人体，使病原体能够在人体内长期存活和繁殖。但其作为一个异物进入到人体内，很容易就被人体的免疫细胞发现，随即对它发起攻击，直至将它消灭掉。

人体免疫细胞在攻击病原体的同时，也产生炎症，炎症引发各种临床症状。当病原体被攻击后，或者说在一次严重流行平息后，同一种病原体会发生变异，修改那些容易被人体免疫细胞识别的标志，成为变异的新型病原体。变异后的病原体的毒力减弱，潜伏期更长，传播力更强，但临床症状相对较轻。这些变化都有利于病毒在人体内长期存活和繁殖。

（2）人体的反应：主要是免疫细胞的反应。免疫细胞尤其是巨噬细胞在第一时间发现入侵的病原体后就发起攻击，消灭病原体。
与此同时，巨噬细胞把病
原体的信息传递给淋巴细
胞，号召淋巴细胞一起来
围攻，进一步加强杀灭病
原体的能力。这些淋巴细

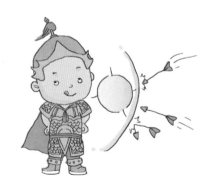

胞有一种特别奇特的功能，就是可产生特异性抗体和免
疫记忆，当同一种病原体再次入侵的时候，这些有记忆
的淋巴细胞可以阻止同一病原体的再次感染。

　　巨噬细胞在受到病原体的刺激后可能"反应过头"，
产生大量炎症因子。这些炎症因子不分敌我，损伤自身
细胞和器官，产生临床症状，严重者危及生命。因此，
在同一种病原体感染的情况下，疾病的严重程度很大程
度上取决于人体的免疫细胞（特别是巨噬细胞）功能状
态。如果免疫细胞能力弱，不能发现和清除病原体，就
形成感染播撒和慢性感染，如免疫缺陷患者；如果免疫
细胞"反应过头"，产生剧烈炎症反应，就可能造成重
要器官功能的损伤，出现严重的临床症状，甚至死亡；
如果免疫细胞反应适中，既能够清除病原体，又不至于
引起剧烈的炎症反应，就可能出现隐性感染，也可在临

床上表现为轻-中度疾病症状。最后一种情况是最佳的免疫反应，称为免疫适宜(immune fitness)。

（3）影响免疫适宜的因素：许多因素影响免疫适宜的形成，总体而言分为先天性因素（基因）和后天性因素（出生后环境因素）。

基因：基因异常是免疫失调的基本原因。自身炎症性疾病等就有单基因突变或基因多态性。一些人遇到某些病原体的刺激发生感染时，容易出现发热、咳嗽等表现，而另一些人则不容易发热，推测可能与基因有关。

出生后环境因素：环境因素通过表观遗传机制，参与基因功能表达。这些环境因素包括孕期所受到的环境影响、分娩方式、营养方式、生活环境条件、肠道微生态环境、是否受到感染等。这些因素相互作用，产生免疫适宜，建立免疫状态。其中营养、肠道益生元和益生菌是目前最受关注的调节免疫反应的方法。调控免疫细胞的关键时期是从受精卵到出生后2年，又称生命早期1000天。这跟我们培养小孩的道理是一样的，要从小培养孩子良好的习惯，长大后才有优秀的素质。已有许多基础研究和临床验证表明，生命早期营养可以促进免疫适宜的形成。

## ❸ 儿童新型冠状病毒肺炎的主要治疗手段是什么？

一旦发现疑似及确诊病例，应在具备有效隔离条件和防护条件的定点医院隔离治疗，疑似病例单人单间隔离治疗，确诊病例可多人收治在同一病室进行治疗。危重病例应尽早收入重症监护病房进行治疗。早发现、早治疗，治疗效果更好。

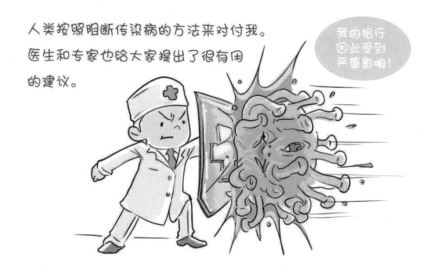

大多数急性病毒感染都没有针对性的特效药。比如，流行性感冒病毒在人群已知的大流行有一百多年了，也没有特效药。现有的几个在临床使用的药物，如奥司他韦、帕拉米韦有报道效果很好，但很多西方国家基本上不用或不建议用。注意：没有特效药，不等于没有治疗！

急性病毒感染的治疗主要是支持治疗，有比较多的支持治疗手段可以用，包括以下多个方面：

（1）隔离治疗。

1）住院患儿：传染性超强者最好隔离于负压病房。医护人员实行三级防护。注意患者排泄物和分泌物的严格消杀处理。

2）非住院患儿：患儿在家长陪同下居家隔离，由就诊医院或者委托社区医院的医生进行监管与指导。但在有条件的地方，强烈建议一旦确诊，在医院进行治疗。

*一般护理：应注意房间定时通风，每次30分钟，每天2次；佩戴大小合适的口罩；勤洗手；充分休息，多饮水，饮食应当易于消化和富有营养；陪同家长也要戴口罩，居家隔离和注意手卫生。

*监管与指导：家长需密切观察患儿，有病情变化随时与监管医生联络并接受处理指导，包括服药、是否需要到医院复诊或住院等。

*消毒措施：居住房间内，应定时采用含氯消毒剂或75%医用酒精擦拭或喷洒地面、各种物体表面及玩具类

进行消毒（消毒剂需保留5分钟），对于耐热的餐具可浸没在容器中煮沸消毒5~10分钟，清洗衣物时可加入一定比例的消毒液，棉质衣物可煮沸10分钟消毒。

（2）一般治疗：卧床休息，保证充分热量；加强支持治疗，注意水、电解质和酸碱平衡。

（3）病情监测：密切监测生命体征和指脉氧饱和度等。根据病情监测血常规、尿常规、C反应蛋白（CRP）、降钙素原（PCT）、生化指标（肝酶、心肌酶、胰酶、电解质及肾功能等）、凝血功能及动脉血气分析等。根据病情需要，复查肺部影像学。

（4）对症治疗：发热时可适当物理降温，高热时使用退热药物。咳嗽咳痰严重者给予止咳祛痰药物等。

一旦出现呼吸困难和低氧血症（$SpO_2 < 95\%$），应开始给予有效的氧疗，根据病情及时调整氧流量和给氧方式，以维持患者肺氧合功能。注意：处理2019-nCoV感染患儿的氧气接口时应做好接触预防措施。有效氧疗措施包括鼻导管、面罩给氧和经鼻高流量。

（5）其他治疗：维护心、脑、肝、肾等重要器官功能。同时，对于存在基础疾病的患儿还要积极治疗原发疾病。

（6）抗病毒治疗：目前尚无有效抗病毒药物。《2019nCoV感染的肺炎诊疗方案（试行第五版）》建议可采用α-干扰素雾化吸入，口服洛匹那韦（LPV）/利托那韦（RTV），但其有效性及安全性、儿童合适的剂量、疗程及作用机制尚不明确。洛匹那韦/利托那韦的用法可参照抗 HIV 疗法。儿童体重7~15kg：每次 LPV 12mg/kg 和 RTV 3mg/kg；15~40kg：每次 LPV 10mg/kg 和 RTV 2.5mg/kg，2次/天。青少年同成人，每次 LPV 400mg 和 RTV 100mg，2次/天。根据成人用药经验，推荐尽早用药，疗程为1~2周。要注意洛匹那韦/利托那韦相关腹泻、恶心、呕吐、肝功能损害等不良反应，同时要注意和其他药物的相互作用。

权威医学期刊《新英格兰医学杂志》（*New England Journal of Medicine*）在线发表了一篇最新研究论文"First Case of 2019 Novel Coronavirus in the United States"，描述了美国第一例确诊2019-nCoV感染病例的流行病学和临床特征。该患者最初症状轻微，在发病第9天进展为肺炎，随后医生们给该患者用了一种尚未获批的药物——由美国著名生物制药公司吉利德（Gilead）公司研发的抗病毒新药瑞德西韦（remdesivir）治疗，结果显示治疗有效。这是一种新型核苷类似物前体药物，能够抑制依赖RNA的RNA合成酶。这种在研药物计划用于埃博拉病毒感染的治疗，但因为冠状病毒同样有依赖RNA的RNA合成酶，因此，瑞德西韦被认为也有望对冠状病毒进行抑制。目前，该药物已经完成了治疗埃博拉病毒感染的Ⅱ期临床试验。但作为一种在研药物，其尚未在全球任何地方获得许可或批准。

北卡罗来纳大学Ralph Baric领导的一项小鼠研究，发表在国际学术期刊《自然通讯》（*Nature Communication*）。研究测试了干扰素beta-1b与瑞德西韦联用，使用这种组合治疗中东呼吸综合征，冠状病毒感染的小鼠表现较好，减少了病毒复制并改善了肺功能。研究团队认为这种组合也可能用于治疗2019-nCoV。

中国的团队也在研究和评估瑞德西韦在此次2019-nCoV肺炎中的治疗前景。

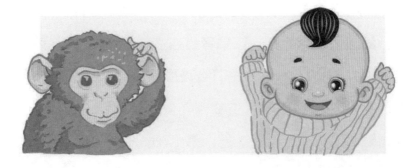

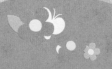

第 三 章

# 如何保护您的孩子免受感染？

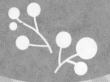

## ❶ 居家隔离

新型冠状病毒的传播方式主要为飞沫传播（例如打喷嚏、咳嗽等）和接触传播（例如用接触过病毒的手挖鼻孔、揉眼睛等），也可能存在气溶胶、粪—口途径传播。切断传染途径是控制传染病传播行之有效的方法。

（1）隔离患者、疑似患者。

轻症患者或疑似患者、隔离观察者应在指定地点隔离。

但如因实际情况不允许，根据WHO的建议，可把隔离患者或疑似患者安置在通风良好的单人间，最好有单独的浴室及厕所，家庭成员应住在不同的房间，限制患者活动并尽量减少共享空间，确保厨房、浴室等共享空间良好（优选策略）。如条件有限，应和患者保持至少1米的距离并与患者分床睡（替代策略）。500mg/L含氯消毒剂（例如84消毒液等）每天频繁清洁、消毒家中物品（广范围的）。物品如餐具、洗漱用品等专人专用，分开放置。照顾者要按照WHO的建议护理患者，及时处理衣物、分泌物等。

尽管没有明确的证据指出感染的乳母分泌的乳汁中含有新型冠状病毒，但出于安全考虑，仍不建议在感染期间母乳喂养，待母亲发热消退3天，呼吸道症状好转，两次呼吸道病原核酸检测转阴后（需至少间隔1天）继续哺乳。

（2）切断传染途径，把自己隔离起来。

1）虽然不是要"与世隔绝"，但是建议减少去公共场所、密闭空间以及乘坐公共交通工具或出租车，不要带着孩子去进行聚会、走亲访友等不必要的社交活动。

适当推迟常规健康体检，部分疾病可以选择线上就诊，部分预防接种可以适当推迟，详见第五章。如需出门，建议戴好口罩，与其他人保持1米以上的距离。注意打喷嚏、咳嗽礼仪，用

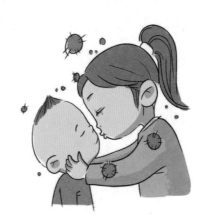

纸巾或手肘遮掩口鼻，然后清洗双手及手臂。不亲吻孩子，不对着孩子呼气、喘气，不和孩子入嘴共同吃同一食物，不共用餐具，不要用嘴吹凉食物给孩子吃。

如一定要外出活动，佩戴好口罩，去人少、空旷的地方进行户外活动。家长有效看护，避免儿童舔咬、触摸物品后未清洗双手就揉眼睛、挖鼻孔等，回家后立即摘

掉口罩，更换衣裤鞋袜，清洗双手，换上家居服。

虽然目前没有报道经消化道传播的案例，但已经在确诊患者粪便中监测到病毒核酸，建议对马桶、厕所进行消毒，保持有水淹没管道，冲水时盖好马桶盖，减少水雾产生。不能封闭的管道建议定期消毒。

2）谢绝访客，尤其是有疫区暴露史、不明原因聚集发热接触史、呼吸道感染症状的访客。目前没有发现新型冠状病毒传染猫、狗等宠物，但仍需警惕新型冠状病毒在动物中传播，注意管控和检疫自己的宠物，也不接触流浪动物。虽然新型冠状病毒在体外并不能长时间存活，但目前有外卖骑手感染的病例。可以要求不直接接触外卖骑手、快递员，选择约定放置地点，用75%酒精喷洒后再打开，处理完后按要求洗手。

❷ 保持清洁

（1）勤洗手。

保持手卫生非常重要，是有效预防和控制病原体传播最基本、最简单、最行之有效的方法之一。新型冠状病毒可以通过手的接触进一步传播。如果一个携带新型冠状病毒的人摸了门把手，你家孩子也摸了同一个门把手，摸完又吃手、揉眼睛、挖鼻孔、钻耳朵，那么就会存在接触感染的风险。

建议使用医务人员最常用的七步洗手法，使用肥皂或者洗手液，并在流动水下冲洗（下面有七步洗手法的卡通图）。为了方便记忆，揉搓步骤简单归纳为"内外夹弓大立腕"。清洗时间为15~20秒，大概就是唱1遍《生日快乐歌》的时间。如果是小宝宝，爸爸妈妈帮助完成，记住不要放过手上的每一个角落！如果出门在外，可以使用75%酒精或免洗洗手液。

七步洗手法步骤：

第一步（内）：掌心相对，相互揉搓。

第二步（外）：洗背侧指缝，手心对手背沿指缝相互揉搓，双手交换进行。

第三步（夹）：洗掌侧指缝，双手交叉沿指缝相互揉搓。

第四步（弓）：洗指背，弯曲各手指关节，半握拳把指背放在另一手掌心旋转揉搓，双手交换进行。

第五步（大）：洗拇指，一手握另一手大拇指旋转揉搓，双手交换进行。

第六步（立）：洗指尖，弯曲各手指关节，把指尖合拢在另一手掌心旋转揉搓，双手交换进行。

第七步（腕）：洗手腕、手臂。揉搓手腕、手臂，双手交换进行。

为了方便记忆，揉搓步骤简单归纳为七字 。

口诀："内外夹弓大立腕"。

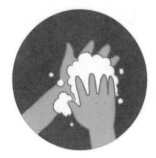

**1** 掌心对掌心，相互揉搓

**2** 掌心对手背，两手交叉揉搓

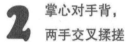

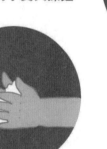

**3** 掌心对掌心，十指交叉揉搓

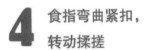 食指弯曲紧扣，
转动揉搓

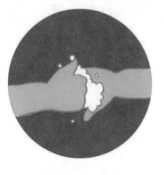

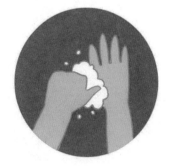

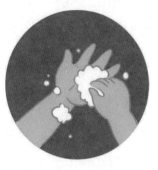 拇指握在掌心，
转动揉搓

指尖在掌心揉搓

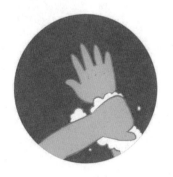

清洁手腕

（2）勤洗澡、勤换衣。

冠状病毒在56℃的条件下30分钟会死亡，但洗澡很难达到这样的条件，不过勤洗澡、勤换衣会减少感染的风

险哦。天气尚未回暖，注意保暖和皮肤保湿。外出归家后立即更换外衣外裤、外出鞋。

（3）家庭物品的消毒。

基于过去对冠状病毒的研究，人冠状病毒对热较为敏感，病毒在4℃合适维持液中为中等稳定，-60℃可保存数年，但随着温度升高，病毒的抵抗力下降。人冠状病毒属于有包膜的亲脂类病毒，不耐酸、不耐碱，病毒复制的最适宜pH值为7.2；不耐热，56℃30分钟可灭活，对消毒剂和有机溶剂敏感，75%乙醇、乙醚、氯仿、甲醛、含氯消毒剂、

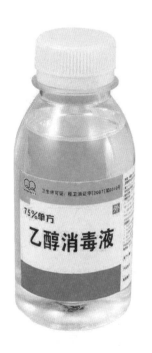

过氧乙酸和紫外线均可灭活病毒，氯己定不能有效灭活病毒。

环境消毒可以使用含氯消毒剂，按说明书配比后喷洒或拖地。孩子的常用物品，如奶瓶、奶嘴、玩具等可以耐高温的，可以浸没在汤锅中煮沸30分钟或蒸汽蒸5分钟完成消毒。对于不耐热的玩具、桌面、门把手、手机、

遥控器、电脑鼠标键盘、各种电器开关（关闭电源的情况下）、坐便器等，可以采用75%乙醇擦拭消毒。

可以使用普通的洗衣皂、洗衣液清洗衣物，有条件的话可以使用洗衣机加热（60~90℃）清洗功能并烘干。

## 实用小提示

★所有的消毒物品请远离儿童，放在儿童够不到的地方！

★医用酒精以75%浓度的效果最佳，或者使用75%的酒精棉片擦拭，不要把酒精大量喷洒在儿童及成人衣服及皮肤上，防止酒精过敏，儿童易出现皮肤吸收导致酒精中毒。亦不建议将酒精在环境中大量喷洒，酒精燃点较低，易引发火灾。使用时注意明火，防止火灾。如酒精浓度过高（90%酒精），需要在使用前稀释至75%，否则无法达到有效杀灭病毒的目的。酒精浓度并不是越高越好。

★含氯消毒剂可以有效杀灭病毒，但注意不是所有的含氯消毒剂均有作用。含氯消毒剂是指溶于水能产生次氯酸钠的消毒剂。日常生活中可以购买到的84消毒液、漂白粉、含氯消毒粉或含氯泡腾片都属于含氯消毒剂，直接稀释后装在塑料桶里即可进行消毒杀菌。氯二甲酚、对氯间二甲苯酚虽然名字里有"氯"字，但属于酚类消毒液，勿购买错误。含氯消毒剂刺激性较强，在使用时注意避开皮肤和口鼻，佩戴口罩、橡胶手套和防水围裙，同时建议佩戴护目镜，防止溶液溅入眼睛造成伤害。应在通风良好的区域配制和使用。应用冷水配制，热水会影响杀菌效果。含氯消毒剂不能和洁厕灵同时使用，否则会产生有毒气体。

★物理消毒法：加热与紫外线消毒。天然的紫外线是太阳光，但太阳光照射不足以达到56℃，且强度达不到紫外线灯的强度，所以晒太阳不能杀灭病毒。但晒晒被子、衣服会让病毒存活的时间变短，使其更脆弱。使用紫外线灯可以杀灭病毒，但注意操作安全，人及宠物都必须回避，以免眼睛和皮肤受损。紫外线照射时可能产生臭氧，因此消毒完毕后适当通风散去臭氧。

❸ **最好不出门，出门戴口罩**

（1）成人口罩的选择与应用。

建议公共交通司乘人员、出租车司机、环卫工人、公共场所服务人员等在岗期间佩戴口罩，建议使用医用外科口罩。可能接触疑似或确诊病例的高危人群原则上建议佩戴医用防护口罩（N95及以上级别）并佩戴护目镜。

患有心肺系统疾病的患者佩戴前应先向专业医师咨询并选择合适的口罩。普通人群可以使用一次性医用口罩，有一定的防护作用。医用防护口罩6~8小时更换一次，一次性医用口罩4小时更换一次，如口罩变湿或受到污染及时更换。使用蒸煮、喷洒酒精等方法反复利用不可取，会降低防护作用。花粉口罩、明星同款海绵口罩、纸口罩、纱布口罩没有防护作用。

1）口罩有哪些类型？

口罩的类型：纸口罩、活性炭口罩、棉布口罩、海绵口罩、医用外科口罩、N95口罩。

只有医用外科口罩和N95口罩有防止病毒吸入的作用。

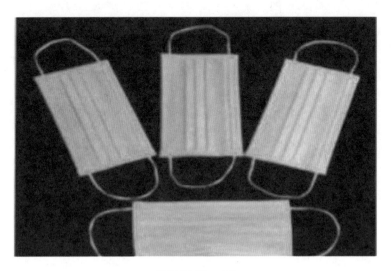

医用外科口罩

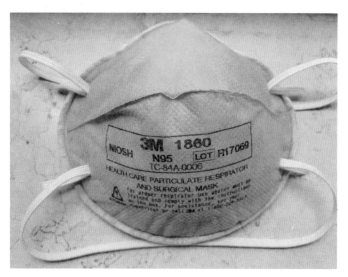

N95口罩

## 2）如何正确佩戴医用外科口罩？

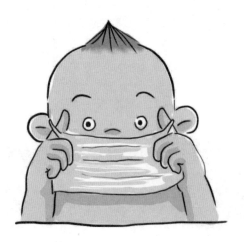

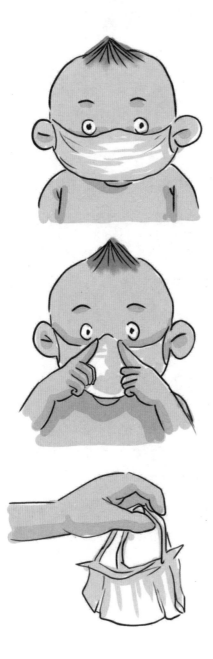

* 佩戴口罩前先洗手。戴口罩过程中避免手接触口罩内面,要分清楚内外、上下。医用外科口罩深色面朝外,浅色面朝内,有金属条(鼻夹)的一端是上方。

* 上下拉开褶皱,将折面完全展开,使口罩覆盖口、鼻、下颌。

* 将双手指尖沿鼻梁金属条,由中间至两边,慢慢向内按压,直至紧贴鼻梁。

* 适当调整口罩,使口罩周边充分贴合面部。

3)如何正确地摘下口罩?

* 用双手拉住两侧挂耳绳,将口罩脱下,注意双手勿触碰到口罩的外侧。

* 捏住里侧白色面将其对折,注意口鼻接触面朝外(即白色面朝外)。

* 调整挂耳绳,折叠成长条形后用挂耳绳捆绑成型。

* 扔到固定的废弃口罩的地方。

* 尽快用流动水洗手(七步洗手法)。

(2)儿童口罩的选择与应用。

普通的一次性口罩和N95口罩都可以选择,但是建议不要给7岁以下的儿童戴N95口罩,即使是做了特殊空气阀设计的N95口罩。因为这种口罩呼吸阻力大,孩子有窒息的风险。1岁以上的孩子即可使用口罩，普通的一次性口罩通常4小时应更换一次，如果被污染或润湿，需要立即更换。戴和摘取口罩的方法与成人类似，由成人协助戴摘。对于1岁以下不能使用口罩的孩子，建议减少外出，做好防护。由于儿童的面部小于成人，需购买儿童专用口罩。儿童专用口罩才能更好地贴合面部起到防护作用，不要勉强使用大人的口罩。

孩子不愿意戴口罩怎么办？

实在不愿意佩戴口罩的孩子尽量不外出，做好防护。3岁以上的孩子可以告知疫情的严重性，用讲故事、玩假扮游戏的方法帮助孩子理解病毒传染和戴口罩的关系。父母以身作则，佩戴好口罩，提前告知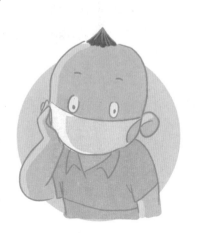儿童佩戴口罩会有些不舒服，会有怎样的感觉。

第四章

# 日常生活中如何应对

在疫情时期，孩子们整天都待在家里。有的孩子可能会变得烦躁。父母需要了解在日常生活中如何正确应对，保证孩子有愉快的心情和健康的身体。

**❶ 儿童需要服药预防新型冠状病毒感染吗？**

目前，对于新型冠状病毒尚无经过临床试验证实的有确切预防作用的药物，包括中成药。虽然现在网络上有宣传，部分中药被认为对于病毒感染有一定预防作用，但这些中药在儿童中并没有广泛使用，尤其对新型冠状病毒的预防作用无任何证据，还可能存在过敏反应，甚至产生肝脏毒性。因此并不建议儿童常规使用中药进行预防。

抗病毒药物，比如流感预防用药磷酸奥司他韦，没有证据显示其对新型冠状病毒具有预防作用。其他药物，如成人使用抗病毒药物洛匹那韦、利托那韦，并不是预防用药，且儿童没有用药安全性数据，不推荐使用。抗生素是针对细菌感染的药物，对于病毒感染的预防和治疗无效，不能错误使用。

因此，不建议给孩子使用任何药物预防新型冠状病毒感染。

## ❷ 每天开窗安全吗？

其实，我们每日在室内生活的时候，一般都不是一个人，而是一家人在一起，每一个人都会产生一些呼吸道分泌物（尤其是打喷嚏、咳嗽时），加上尘埃、炒菜煮饭产生的气体等，导致空气中的悬浮物增多，而病毒更容易附着在这些悬浮物上被吸入呼吸道。因此通过开

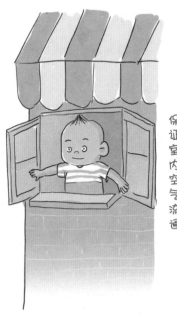

保证室内空气流通

窗通风确保室内空气流通是预防新型冠状病毒感染的重要措施之一。

建议通风换气根据室内外情况而定。若室外空气质量较好，每日每个房间轮流通风2或3次，每次开窗通风30分钟到1小时；若室外空气质量不佳，通风换气的次数和时间可以适当减少。房间通风时将孩子转移到其他房间，做好保暖措施，避免通风时孩子受凉。

有条件的家庭可每日定时使用空气净化器、紫外线消毒机等进行空气消毒。

### ❸ 家庭清洁消毒怎么做？

新型冠状病毒怕热，在56℃条件下30分钟即可灭活。多种常用的消毒剂也能起到杀灭病毒的作用，比如75%酒精、含氯消毒剂、过氧乙酸、氯仿等。

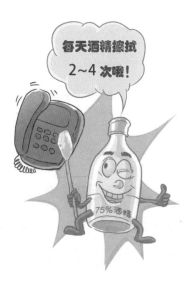

每天酒精擦拭2~4次哦！

保持家庭环境干净整洁，有条件的家庭可以每日消毒擦拭物体表面一次，每星期至少彻底清洁居家环境一次。保持地面清洁干燥，不要有潮湿的角落，避免病毒细菌滋生。若物体表面或地面被呼吸道分泌物、呕吐物或排泄物污染，应该立即清理和消毒。

如果有疑似患病的成人，必须做好隔离，戴上口罩。如果没做好防护措施，在家里打喷嚏、咳嗽后，需立即对所在区域的地面和物品重新消毒，疑似患者和其他人均应立即戴上口罩。疑似患者最好戴上口罩，在单独的房间隔离7~14天。

有条件的家庭，外出买回来的东西可以用消毒液进行二次消毒后再使用。成人频繁使用的手机不要给孩子玩、看，手机、IPAD等电子产品每日需清洁消毒。

家庭常用的消毒方式：

（1）皮肤消毒或物品表面消毒可以选择75%酒精。

（2）居家环境消毒可以选用含氯消毒剂，如84消毒液、漂白粉等，使用时按照比例稀释后擦拭或浸泡。

含氯的84消毒液是容易买到的日用消毒用品。用84消毒液10mL加990mL水稀释成1000mL后，可每天拖地1或2次。如果家庭有疑似或确诊的人，使用过的物品或居住过的房间消毒时则应该将84消毒液的浓度提高4～10倍，即将84消毒液的原液由10mL增加到40～100mL，加入960～900mL水中配成1000mL。同时对疑似的人进行单独房间隔离。

（3）高温消毒：一些孩子可能接触或放入口中的物品，比如玩具、奶瓶、餐具、学习生活用品等，若为耐热物体，可以采用煮沸15～30分钟的方式进行消毒，这样更加安全。消毒时注意将物品全部浸入水中。

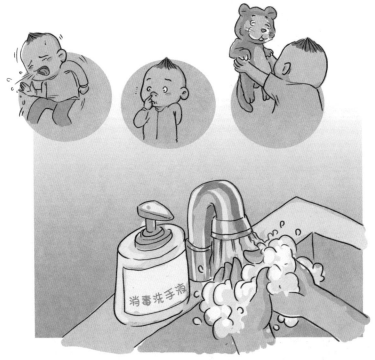

**④ 父母要保护好自己才能保护好孩子**

（1）成人外出回家应怎样处理用过的口罩？

不能在家乱扔使用过的口罩，否则可能增加人际传播。使用后的口罩进行消毒处理后（56℃以上热水浸泡30分钟或75%酒精喷洒消毒），放入口袋密封，再丢弃在带盖的垃圾箱中。建议跟日常生活垃圾分开。

如果仅外出使用了一次，回家后可将口罩放在通风处挂起来。注意不要用手去触摸口罩外面，第二次佩戴时尤其要小心。更重要的是，要放在孩子拿不到的地方。

（2）成人外出回家接触孩子前的"程序"。

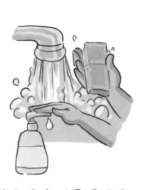 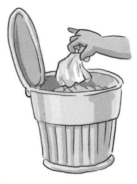

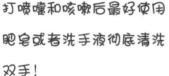

打喷嚏和咳嗽后最好使用肥皂或者洗手液彻底清洗双手！　　打喷嚏和咳嗽时用过的纸巾放入有盖的垃圾桶内！

从室外进门后立即更换衣服、鞋子，正确处理口罩后按照七步洗手法洗手。若室外空气质量差，或参加完必要的会议等活动，建议先全身清洁和口腔洗漱再接触孩子。使用的手机和钥匙等物品可以用消毒湿巾或75%酒精擦拭消毒。家长自己外出前后、早晚指导孩子一起用盐水或漱口水漱口，保持口腔卫生。

（3）成人远离感染源，减少将病原体带回家的概率。

家有孩子的成人，更要勤洗手，少出行，戴口罩。尽量避免参加聚会或到人员密集的公共场所。如果一定要参加会议，请规范佩戴口罩，以减少病毒传播。如果要与其他家人聚会，更要佩戴好口罩，同时叮嘱亲戚朋友避免近距离接触，比如亲吻、逗乐等，并且选择通风良好的场所聚会。应拒绝朋友或亲戚组织的聚餐活动。

（4）注意自己的个人卫生习惯。

用肥皂和流水或
含酒精的洗手液洗手

咳嗽和打喷嚏时，
用纸巾或屈时遮住口鼻

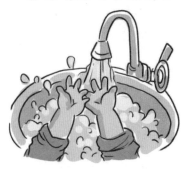
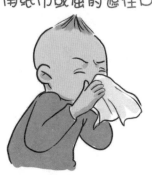

避免与任何有感冒或类似
流感症状的人亲密接触

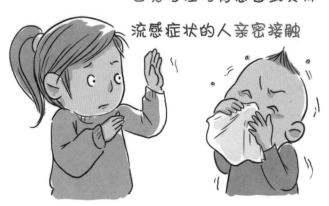

家人不共用毛巾等物品，每人单独使用牙刷并单独放置。要勤换衣物，勤晒衣被，在家中吐痰时用纸巾包好丢进垃圾桶。自己咳嗽或打喷嚏时，应用纸巾将口鼻完全遮住（如果来不及用纸巾，应用手臂遮挡自己的口鼻，再彻底清洗手臂），并将用过的纸巾立刻扔进封闭式垃圾桶内，再用流动水按照七步洗手法洗手。

注意：

在此期间最好不要亲吻孩子，减少孩子接触有害微生物的机会；

不要对着孩子呼气、喘气，避免任何造成孩子感染的机会；

不和孩子入嘴同一食物，不和孩子共用餐具、饮具；

喂食时，不要用嘴巴吹气的方式让食物变冷再喂食，应该让食物自然冷却。

（5）家庭常备温度计，每日为孩子监测体温，并做好个人和家庭成员的健康监测。若家里的成人出现发热、咳嗽、喘息等表现，应及早与孩子隔离开并佩戴好口罩，必要时及时就医。可

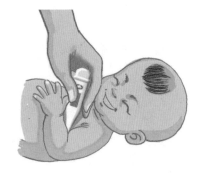

早晚为孩子测量体温，如触摸到孩子有发热，更应监测体温的变化。

## ❺ 为孩子准备一日三餐

良好的个人营养状况是抵御疾病的基本保证。对此，中华医学会肠外肠内营养学分会（CSPEN）提出了关于防治新型冠状病毒肺炎流行的饮食营养专家建议。

在此基础上，怎样为孩子准备一日三餐呢？

原则：

保证充足营养。在平时饮食的基础上加量,既要吃饱，又要吃好;食物种类、来源及色彩丰富多样;荤素搭配，不偏食。避免辛辣刺激和油腻的食物，否则可导致消化不良、腹泻等表现，易引起不必要的担心和恐慌，而且上医院就诊又带来新的问题。

（1）主食：谷薯类食物，包括大米、小麦、小米、玉米、红薯、马铃薯、荞麦等，每餐可搭配。

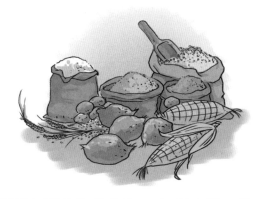

（2）适当增加高蛋白质食物的摄入，包括肉类、鱼

类、奶制品和豆类，坚持每日一个鸡蛋。鱼类、虾类等
较易消化，可适当增加，减少不易消化的肉类。

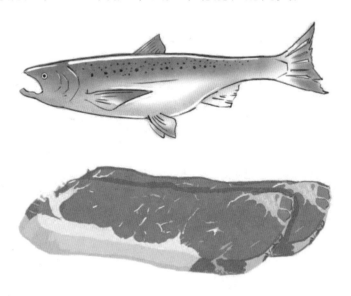

（3）每日保证有新鲜蔬菜和水果的摄入，并且在平
日的基础上适当加量。

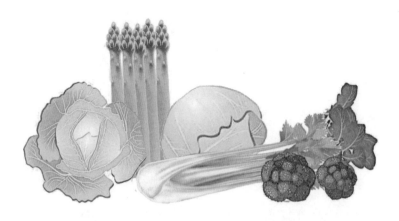

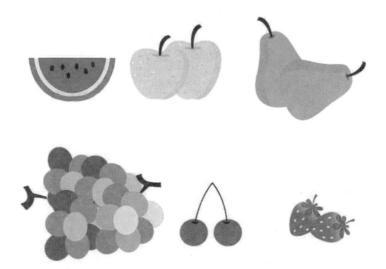

（4）可适当增加优质脂肪的摄入，如使用花生油、核桃油、橄榄油等；年龄大点的儿童可以增加摄入一定量口味丰富的坚果。

（5）若孩子平时就有食欲不佳的问题以及挑食偏食的情况，可以适量使用商业化营养剂加强营养。

在防疫期间，准备餐食时同样需要注意饮食卫生。

正规渠道购买肉类制品，不购买来源不明或不新鲜的肉制品。

不去不正规或消毒防疫措施不完善的农贸市场。

避免接触市场内流浪动物、垃圾、废水等。

不屠宰或食用病、死禽畜。

购买食材时仍需戴好口罩，避免触摸眼、鼻、口，到家后首先清洗双手。

不在无保护的情况下接触活禽。

肉类及蛋制品烹饪时必须做熟。

处理生食和熟食的菜板和刀具分开。

处理完生食后必须洗手。

不同年龄的孩子准备的食物是不一样的，但原则都是一样的。父母要尽量给孩子准备营养充足平衡的、好消化的食物。

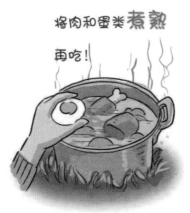

将肉和蛋类**煮熟**再吃！

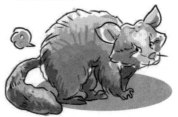

**避免**在未加防护的情况下**接触**野生动物和养殖动物！

**⑥** **是否需要为孩子额外补充增强免疫力的维生素和微量元素？**

市场上有一些被宣传为增强免疫力、预防病毒感染的保健品和食品，如乳铁蛋白、多维片、大蒜等。这些食品和保健品可能对人体有一定的营养价值，但在预防病毒感染方面仍然缺乏临床研究依据，因此不推荐常规使用。

新型冠状病毒肺炎流行期间，若日常饮食摄入情况良好，不建议额外补充维生素或微量元素。若孩子存在饮食量少、挑食偏食的情况，可以适量补充复方维生素、矿物质和维生素AD。

若孩子在2岁以下，常规补充的维生素AD照常。由于没有户外活动，可适当补充维生素D，每日400~600IU（国际单位）。

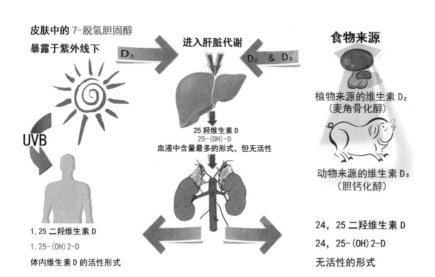

维生素C可以帮助机体维持正常免疫功能，而不是增强免疫力的灵丹妙药，更没有抗病毒的作用。可以通过蔬菜和水果的摄入吸收入体内，在饮食充足的情况下不推荐常规补充。若孩子特别挑食，不喜欢吃蔬菜和水果，可以适量补充。每日200mg就足够了。

维持肠道正常微生态环境对保持消化道的消化功能很重要。国家卫健委公布的《新型冠状病毒感染的肺炎诊疗方案（试行第四版）》中指出，针对重型、危重型病例的治疗，"可使用肠道微生态调节剂，维持肠道微生态平衡，预防继发细菌感染"。

肠道微生态的稳定，即肠道菌群的健康和完整性对于维持肺部的健康有重要作用。如果孩子食欲不佳，或者出现大便硬结、腹泻等，可以适当补充益生菌或益生元。

## ❼ 睡眠的重要性

规律作息及充足睡眠才能保证机体正常的免疫力。若孩子的睡眠已经比较规律，就按照平日固定时间就寝，建议不晚于21：00。做到早睡早起，不熬夜。

**各年龄段推荐的睡眠时间**

| 年龄 | 推荐睡眠时间（单位：小时） |
|---|---|
| 0~3月龄 | 13~18 |
| 4~11月龄 | 12~16 |
| 1~2岁 | 11~14 |
| 3~5岁 | 10~13 |
| 6~13岁 | 9~11 |
| 14~17岁 | 8~10 |

如孩子存在睡眠问题，则应该找到造成睡眠问题的原因，帮助孩子逐渐克服，养成较好的睡眠习惯。

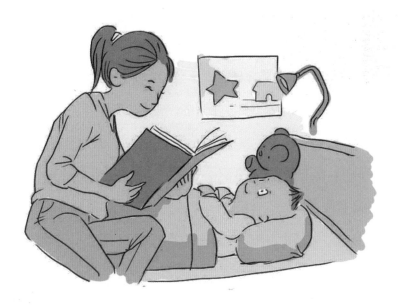

## ❸ 如何喝水?

水分是维持人体基本活动、调节体温、维持正常新陈代谢的最重要物质之一。防疫期间,可以适量增加饮水量,促进新陈代谢和多排尿。

饮水应选择温水。孩子可适当增加奶制品(如牛奶、酸奶)的摄入,避免饮用冷水和含糖饮料。对于1岁以内的婴儿,若没有发热、呕吐、腹泻等情况,在正常饮奶和辅食喂养的基础上,保持每日总体饮用的液体量(奶量+温水)达到150mL/kg。根据孩子的年龄,可将总摄入液体量控制在1500~2000mL/d。目前推荐的轻度身体活动成人每天饮水量为1200~1500mL。

## ❾ 适当运动

体育锻炼是增强体魄,提高免疫力的有效途径。防疫期间,在家中运动有限,但仍然不能放弃运动。

婴幼儿的父母可以给孩子进行被动四肢锻炼,幼儿还可以设计一些在家里玩耍的项目,促进奔跑和双臂的活动。大一些的孩子可以开展个人类型体育锻炼。每天累计活动时间不少于 1 小时。若家庭有跑步机等健身器材,可以保证室内运动。

不参加群体性体育活动。

儿童在家不可长时间看电视或玩电子产品。学龄期儿童在完成学校作业的同时可以和家长一起参与家庭清洁工作。

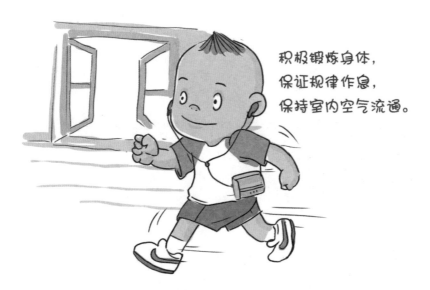

积极锻炼身体，
保证规律作息，
保持室内空气流通。

推荐的个人类型体育运动：跳绳、立定跳远、高抬腿、呼啦圈、踢毽子等。小婴儿可做婴儿操。

第 五 章

其他重要问题

# ❶ 疫情期间孩子怎么就医？

爸爸妈妈们特别担心和焦虑的是，在新型冠状病毒流行期间，要是自己家的孩子出现了需要去医院就医的情况该怎么办？

比如：发烧了，咳嗽了，拉肚子了，呕吐了，哭闹不止……

这件事需要讲清楚，讲清楚了还可以在以后遇到类似情况的时候举一反三，用于实践。

首先，判断是否一定要去医院。

1岁以下的孩子，没有口罩。幼儿又不愿意戴口罩，生病了更是不听话，不戴口罩。所以，如果不是一定要去医院才能解决问题，可以先在网上进行咨询。如果有家庭医生，向家庭医生咨询。

（1）什么情况必须要去医院？

1）发热，体温超过38.5℃，同时伴有其他症状，如咳嗽、呕吐、腹泻。如果出现气紧、气急、呼吸不畅，必须去医院。

2）高热，体温超过39.5℃。

3）腹泻，量多，水多，次数多，尤其是带有脓血便，伴发热，必须去医院就诊。

4）发热，伴有精神差、脸色不好、气短气急、呼吸不畅。

5）新生儿或小婴儿不吃奶，哭声小，精神差，反复哭闹。

6）意外事故：烫伤、烧伤、异物吸入、窒息、溺水等，要立即完成急救并呼叫120紧急救护。

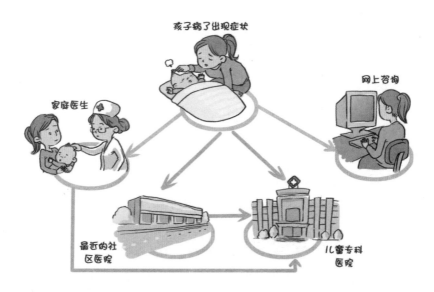

（2）在家如何初步判断是新型冠状病毒感染还是普通感冒？

由于儿童的生理解剖特点，6岁前免疫功能尚未完全建立，免疫功能相对较低，是易感人群，尤其是呼吸道和消化道感染。年龄越小，感染后越不容易早期发现，一旦发病，进展比一般人群更快，故要高度重视。

是否有可疑患者接触史，家里是否有来自疫区的亲戚或朋友？

1）从症状上看，新型冠状病毒感染与普通感冒类似：

发热、感觉四肢无力、干咳，也有症状不明显的病例，或者表现为其他系统症状，如消化系统、心血管系统、神经系统、眼科等的症状，尤其是新生儿、婴幼儿症状可能更不典型，一旦发现，病程进展快或已错过观察期。

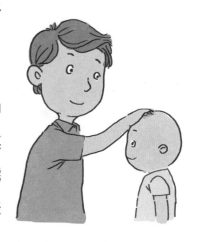

2）与普通感冒鉴别时，新型冠状病毒感染有特殊的表现：

呼吸逐渐变得困难，如呼吸过快或过慢，呼吸过深或过浅，婴幼儿或新生儿则表现为张口呼吸、喘息、呻吟、鼻翼翕动（鼻孔一张一合）、点头呼吸，甚至出现呼吸三凹征。婴幼儿口唇、面色变紫要立即就诊。可伴有腹泻。

3）如何排查新生儿新型冠状病毒感染？

目前为止，新生儿新型冠状病毒感染的可能途径有母婴垂直传播、密切接触传播、飞沫传播（家庭成员、家庭来访者）、医院内获得性感染。但新型冠状病毒是否通过胎盘垂直传播或者出生后通过母乳喂养传播尚不清楚。故对符合以下任一条者需要进行新生儿排查：

* 孕产妇确诊或高度疑似感染者；

* 孕产妇密切接触家人确诊或高度疑似感染者；

* 新生儿出生后家庭照护人员有确诊和高度疑似感染者。

母乳喂养的妈妈应戴口罩，注意勤洗手，注意局部卫生。疑似产妇及未痊愈的确诊产妇不建议母乳喂养。目前对已经感染母亲的母乳中是否有新型冠状病毒的致病成分尚不清楚。对确诊新型冠状病毒感染的妈妈，出生后新生儿立即按病毒感染流程隔离观察两周，不喂母乳。

（3）如何就医？

原则：

与家庭医生联系，获得有效咨询。有家庭医生的家庭，应在第一时间咨询医生，得到他们的处理意见或得到就医指导。

网上咨询：可在丁香医生、微医获得咨询，得到有效的处理意见。

去就近的社区医院门诊部或诊所，避免一开始就去大医院发热门诊，造成交叉感染风险增高。社区医院的全科儿科医生可以对常见多发病进行有效处理，比如发热、腹泻、咳嗽、呕吐等。

社区医院或就近医院医生认为必须去三级医院处置时可立即预约前往。如无法预约，自行前往时要注意保护孩子，以最安全的方式获得诊疗。

症状重者，应立即预约前往三级医院就诊。发热门诊、急诊人流量大，最好给孩子戴上口罩后前往。

（4）孩子与疑似患者接触后怎么办？

家长要做到不隐瞒、不逃避，与孩子一起主动在家隔离观察14天，无症状可以解除隔离，期间和之后均尽量不要外出。儿童病情变化快，在隔离观察期间一旦出现症状，需立即到就近医院儿科的发热门诊就诊。

❷ 疫情期间哪些疫苗必须打，哪些可以推后再补打？

说到对孩子的防护，大家首先想到的一定是疫苗！

有父母问：有新型冠状病毒疫苗吗？回答当然是没

有。但一定会有的，要等到研究出来可以用于人的预防后才能接种。

但目前的问题是：除了大家高度关注的新型冠状病毒肺炎，马上就要到来的春季也是很多传染性疾病的高发期。

在这样一个既有冠状病毒肆虐，又有春季流行病的"多病之春"，疫苗就非常重要。我们国家对孩子的疫苗接种有着非常完善的体系，每一个社区都设有疫苗接种点。在疫情还没有控制的时期，宝宝们仍然需要接种疫苗啊！面对这样一种两难的情况，很多家长担忧：目前疫情形势严峻，轻易不敢出门，孩子接种疫苗的时间要不要推迟？

现在，我们就来和父母谈一谈在疫情尚未控制阶段，宝宝如何接种疫苗。

原则：

除了国家免疫规划程序有特殊接种时限要求的疫苗，以及疫情防控需要应急免疫的疫苗，其他疫苗可以考虑暂时推迟接种，等疫情危险

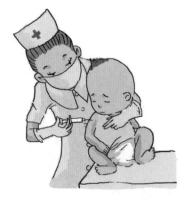

期结束或政府另行通知后再前去接种。

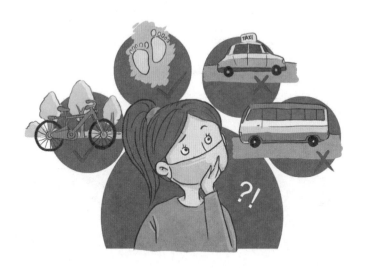

哪些疫苗必须按时或立即需要接种？

乙肝表面抗原阳性的母亲，孩子出生时必须在24小时内接种，尽早注射乙肝免疫球蛋白（HBIG）100IU，同时在不同部位接种10μg乙肝疫苗，可显著提高母婴传播阻断的效果。

狂犬病有严重致死性，狂犬病暴露后一定要立即接种，并按时正常接种。

如果父母仍然想带宝宝去接种，请注意以下几点：

提前咨询预防接种中心，确定是否正常开放、是否有孩子需要接种的疫苗。

最好错峰出行，预约好时间后做好个人防护，在公共场合尽可能护住宝宝的口鼻，防止飞沫传播。

如果能避免公共交通最好，以私家车出行前往为宜。

接种后，在疫苗接种中心找一个人少的清洁区域，与人相距最少两米，观察30分钟后快速离开。

回家后及时洗手，换衣服。

### 国家免疫规划疫苗免疫程序——疫情期间如何接种

| 疫苗 | 接种对象 | 接种剂次 | 接种途径 | 接种剂量/剂次 | 备注（可否推迟） |
|---|---|---|---|---|---|
| 乙肝疫苗 | 0、1、6月龄 | 3 | 肌肉注射 | 酵母疫苗5μg/0.5mL CHO细胞疫苗10μg/1mL | 出生后24小时内接种第1剂次，第1剂次和2剂次间隔≥28天；按期接种最好；可推后。 |
| 卡介苗 | 出生时 | 1 | 皮内注射 | 0.1mL | — |
| 脊灰疫苗 | 2、3、4月龄，4周岁 | 4 | 口服 | 1粒 | 第1、2剂次，第2、3剂次间隔均可≥28天；可推后。 |

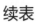

续表

| 疫苗 | 接种对象 | 接种剂次 | 接种途径 | 接种剂量/剂次 | 备注（可否推迟） |
|------|---------|---------|---------|-------------|---------------|
| 百白破疫苗 | 3、4、5月龄，18～24月龄 | 4 | 肌肉注射 | 0.5mL | 第1、2剂次，第2、3剂次间隔均≥28天；可推后。 |
| 白破疫苗 | 6周岁 | 1 | 肌肉注射 | 0.5mL | —— |
| 麻风疫苗（麻疹疫苗） | 8月龄 | 1 | 皮下注射 | 0.5mL | —— |
| 麻腮风疫苗（麻腮疫苗、麻疹疫苗） | 18～24月龄 | 1 | 皮下注射 | 0.5mL | —— |
| 乙脑减毒活疫苗 | 8月龄、2周岁 | 2 | 皮下注射 | 0.5mL | —— |
| A群流脑疫苗 | 6～18月龄 | 2 | 皮下注射 | 30μg/0.5mlL | —— |

续表

| 疫苗 | 接种对象 | 接种剂次 | 接种途径 | 接种剂量/剂次 | 备注（可否推迟） |
|---|---|---|---|---|---|
| A+C流脑疫苗 | 3周岁、6周岁 | 2 | 皮下注射 | 100μg/0.5mL | 2剂次间隔≥3年；第1剂次与A群流脑疫苗第2剂次间隔≥12个月；可推后。 |
| 甲肝减毒活疫苗 | 18月龄 | 1 | 皮下注射 | 1mL | —— |
| 甲肝灭活疫苗 | 18月龄，24～30月龄 | 2 | 肌肉注射 | 0.5mL | 2剂次间隔≥6个月；可推后。 |

❸ 保持良好心态，做好开学前的准备

新型冠状病毒感染得到一定控制后，学校就要开学了。

开学时间由各地政府统一安排决定。

很多父母担心开学后会出现自己孩子在学校接触可疑"带毒者"的情况，给孩子健康造成危害。

在开学这件事情上，过多的焦虑可能会引发孩子的畏难情绪。父母要讲科学，积极面对，做好各个方面的应对和准备。

（1）开学前两周。

一般生活规律：

家人都不要去人多的地方，不参加聚会。

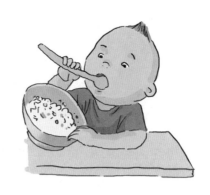

父母上班或外出办事，一定要戴上口罩，记得提醒家里所有人戴好口罩才能出门。

规律作息，健康饮食，不暴饮暴食。饭前便后认真洗手。

在家期间，多锻炼、多活动，和爸爸妈妈一起运动。

养成打喷嚏或咳嗽时用纸巾或手肘部位遮住嘴巴、鼻子的好习惯。

如果在家期间有发烧、腹泻等生病的情况，一定要积极咨询医生，必要时及时去医院就医。

（2）特别注意事项。

有疫情高发地区（如武汉市等）的居住史或者旅行史

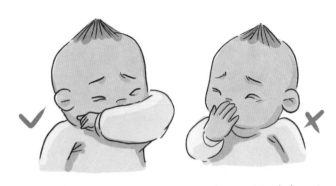

打喷嚏和咳嗽时应用纸巾或者手肘部位（非双手）遮掩口鼻，再次提醒是手肘部位哦！

的儿童，应该自离开疫情高发地区后，居家或在指定场所医学观察14天，不得外出或去学校。

为保证按时上学，儿童应尽量待在家里，不走亲访友，不参加聚会聚餐，不去人员密集的公共场所，尤其是室内等空气流动性差的地方。

在家可以每日进行健康监测，如测体温。

上学前应根据社区或学校要求，如实向社区或学校指定负责人报告儿童的健康情况。

（3）如何去学校。

如有私家车最好使用私家车送儿童去学校。

乘坐公共交通工具去学校时，应全程佩戴医用外科口罩。

要随时保持手卫生，在公共交通上要减少接触公共物品和部位。

途中做好健康监测，自觉发热时要主动测量体温。

注意留意周围旅客的健康状况，避免与有可疑症状的人员近距离接触。

上学途中除主动戴上医用外科口罩外，如果发现儿童有可疑症状，尽量避免接触其他人员，并立即汇报给学校，视病情及时就医。

（4）在学校的注意事项。

应在学校的统一安排下，每日监测体温和健康状况，尽量减少不必要的外出，避免接触其他人员。

如果是与其他师生发生近距离接触的环境，如在教室，要正确佩戴医用外科口罩，尽量缩小活动范围。当政府解除响应期后，根据学校的统一规定在学校可不再戴口罩。

按照一般的管理流程，学校将密切监测学生的健康状态，每日两次测量体温，做好缺勤、早退、请假记录。如发现学生出现可疑症状，应立刻向疫情管理人员报告，配合医疗卫生机构做好密切接触者管理和消毒等工作。所以，父母们不必太担心。

每一个学校在较长的一段时间内，应尽量避免组织大型集体活动。在上课的教室、住校学生宿舍、图书馆、活动中心、食堂、礼堂、教师办公室、洗手间等活动区域，建议加强通风清洁，配备洗手液、手消毒剂等，方便大家随时洗手。

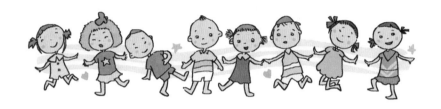

**❹ 保持乐观态度，快乐每一天**

在疫情防控期间，号召大家少出门、少窜门、不聚会。宅在家里的大多数人，相信都能找到适合自己宅在家里"打发时间"的方式，比如看书、写文章、完成以前没有时间完成的某件事情，有人找一些有趣的电影、电视剧看，或者观看自己喜爱的电视节目。大多数人都会自我调节、自我管理，保持稳定乐观的心态，这是因为自我调节的能力或潜在能力是与生俱来的，人们具备很强的心理弹性，具有在心理或情感上应对危机或迅速恢复危机前状态的能力。

对成人而言，一段时间宅在家里，的确问题不是很大。

但对孩子而言，则需要在成人的帮助下，做好计划或者安排，利用好这段在家的时间，获得一些新的知识、技能或其他能力，调整好心情，保持快乐。

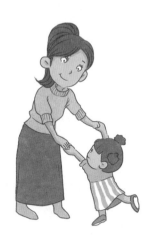

（1）让孩子学会适应这样的特殊情景，获得适应力。

人的心理弹性能力也是需要训练的，具有一定的适应力，使孩子在不同的危机状态下保持冷静和安静，保持平稳乐观的心态。

强迫的隔离很容易引发孩子的烦躁不安。一直盼望寒假或春节假期要去的地方不能去了，出门也不行了，只能在家。因此，必须要给孩子讲清楚这件事的来龙去脉，不能遮遮掩掩，搪塞孩子。让孩子清楚地知道为什么要待在家里。

（2）和孩子一起制订计划、日程。

突然的控制容易导致易感人群抑郁、焦虑、敏感、冲动、发生睡眠障碍等。久而久之，有的孩子可能出现注意力不集中、记忆力下降等。解决办法除了"信息透明"以外，对时间的合理有趣利用也是非常好的。每一个孩子都有自己的爱好和特点，父母可以根据孩子的兴趣，一起制订学习计划和行动计划，让孩子的每一个小时都很充实有趣。

（3）在玩耍中学习，在学习中玩耍。

不同年龄阶段的孩子有不一样的行动计划。制订出来的计划要有可行性，不能按照父母的意愿来，而要实事求是地与孩子一起完成。这样做对锻炼和培养孩子的计划能力和坚持精神非常好。

（4）不消极，以积极的心态和孩子待在一起。

父母的消极心理是可以影响到孩子的。在互联网上不停地探寻各种负面信息，有意无意在孩子面前谈及具有负面导向的信息，不停地抱怨和责怪，指责他人，可使家人和孩子都受到负面信息的影响而形成恶性循环，加重焦虑。

所以，保持积极的心态，有计划地过好宅在家里的每一刻非常重要，对孩子以后的成长会产生积极的影响。

（5）培养孩子自信、自尊和自我意识是需要一定的环境和经历的。利用好这一次的隔离时间，锻炼孩子，奠定好心理弹性的基础，让孩子的大脑和神经系统更加坚强而有弹性。

促进和维持良好的心理弹性的方法包括：

制订切合实际的计划，并能够执行好这些计划，如居家过程中积极制订学习或锻炼计划并执行起来。

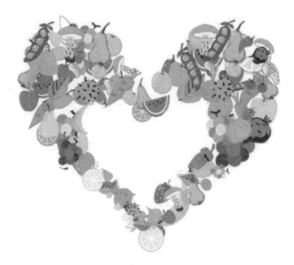

对自己的长处和能力充满信心，可通过自我暗示做到，包括回忆自己成功和喜悦的经历，如一次幸福的家庭游历等。

建立沟通和解决问题的能力，如保持良好的家庭成员间的沟通，彼此支持与关心，积极想办法获取有利的资源。口罩不足时，想办法自制或通过不同渠道获得。

锻炼控制冲动和不良感情的能力，如尽可能保持乐观积极的态度，避免冲动发火和陷入不良信息的陷阱，而能正确认识和分析所得到的信息。

（6）对小婴儿，保证足够的营养，与孩子一块玩耍，建立规律的进食—睡眠—玩耍周期，使孩子少生病，不生病，健康成长。

# 主要参考资料

1.陈国民. 人类病毒微生态学与长驻病毒群[J]. 中华临床感染病杂志，2019 .

2.Chan JF，Yuan S，Kok KHA，et al. A familial cluster of pneumonia associated with the 2019 novel coronavirus indicating person-to-person transmission: a study of a family cluster[J]. Lancet，2020.

3.Hao Zhang, Zijian Kang, Haiyi Gong, et al. The digestive system is a potential route of 2019-nCov infection: a bioinformatics analysis based on single-cell transcriptomes[J]. bioRxiv, 2010.

4.国家卫生健康委员会疾病预防控制局.新型冠状病毒感染的肺炎公众防护指南[M].北京：人民卫生出版社，2020.

5.何剑锋,宋轶.新型冠状病毒感染防护[M].广州：广东科技出版社，2020.

6.中华医学会肠外肠内营养学分会（CSPEN）.关于防治新型冠状病毒感染的饮食营养专家建议[EB/OL]. http://www.sohu.com/a/370275062_100093023.

7.国家卫生健康委员会，中国营养学会.中国居民膳食指南（2016版）[EB/OL]. http://dg.cnsoc.org/article/2016b.html.

8.Gillian Swan. Findings from the latest national diet and nutrition survey ［J］. Proceedings of the Nutrition Society，2007.

9.周旺. 新型冠状病毒肺炎预防手册[M].武汉:湖北科技出版社，2020.